Par Findom France

Féminisation
De A à Z

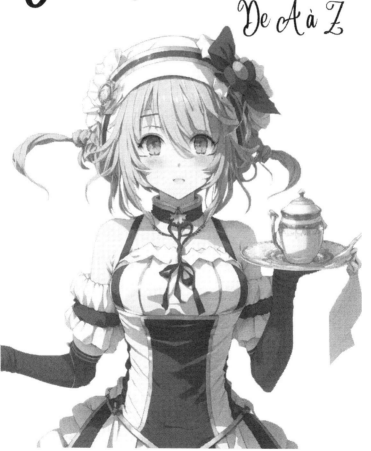

Le code de la propriété intellectuelle n'autorisant pas, aux termes de l'article L.122-5, 2° et 3° a), d'une part, que les "copies ou reproductions strictement réservées à l'usage privé du copiste et non destinées à une utilisation collective" et d'autre part que les analyses et les courtes citations dans un but d'exemple et d'illustration, "toute représentation ou reproduction intégrale ou partielle faite sans le consentement de l'auteur ou de ses ayants cause est illicite" (art. L. 122-4).

Cette représentation ou reproduction, par quelques sociétés que ce soit, constituerait donc une contrefaçon sanctionnée par les articles L. 335-2 et suivants du code de la propriété intellectuelle.

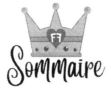

Sommaire

1) Le mental

2) Les vêtements

3) Les accessoires

4) Les jouets

5) L'épilation

6) Le maquillage

7) L'univers à adopter

8) Les cheveux

9) Le sport et la nutrition

10) Les témoignages de nos sissies

11) Nos témoignages en tant que dominatrices

Introduction

Ce guide a pour vocation d'aider chaque sissy à éclore et à devenir une belle femme (n'est-ce pas le but de toutes les sissy après tout ?). Retenez juste qu'évidemment, le parcours sera différent pour chacune et qu'il faudra adapter les conseils et les techniques à chaque vécu. Regardez ce livre comme un tour d'horizon de la féminisation, prenez les conseils que vous voulez et laissez les autres de côté. Tout le monde est légitime et une sissy qui ne se maquille pas n'en sera pas moins une sissy quand même.

Nous vous remercions de nous accorder votre temps pour nous lire et nous espérons que le livre vous plaira et vous apprendra de nouvelles choses.

Nous aborderons énormément de sujet autour du thème de la féminisation comme les cheveux, le maquillage, le physique, le mental ou encore la décoration.

Nous conclurons ce livre avec vos témoignages. Pour la première fois, nous avons demandé à des gens de nous aider à l'écrire et de nous donner leurs expériences de la féminisation. Ainsi, vous verrez ce que cette expérience a pu leur apporter dans leurs quotidiens, qu'elles ont été leurs doutes, leurs erreurs et leurs joies de devenir une sissy.
Chaque chapitre traitera de son sujet, mais aussi de sujets annexes en rapport avec le thème principal, par exemple le chapitre sur les habits traitera de la manière de tucker (cacher son sexe). Ces deux thèmes sont liés donc nous en parlerons

dans le même chapitre. Revenons ainsi aux bases.

Déjà, qu'est-ce qu'une sissy et qu'est-ce que la féminisation ? Une sissy est un terme anglais qu'on pourrait traduire par efféminé. Un homme qui a une apparence féminine ou un caractère féminin peut être qualifié de "sissy". En français, on pourrait utiliser le terme de fille manqué par exemple. D'autres termes peuvent exister, comme Femboy (pour féminine boy). Trap assez péjoratif, il désigne un homme qui est si bien féminiser que tout le monde le prend pour une femme, d'ou l'idée de "piège". Ce n'est pas le meilleurs terme à utiliser néanmoins. La féminisation peut se rapprocher du travestissement, même si les deux ne sont pas forcément liés. Dans le cas d'un travesti, c'est très souvent lié au plaisir sexuel, la ou pour une sissy, ce n'est pas toujours le cas (même si il y a souvent un plaisir sexuel, il n'y a pas que ça.)

Du côté domination, on associe la sissy à un homme féminin (comme on l'a dit) qui est excessivement soumis et qui prend du plaisir à jouer ce rôle féminin.

La féminisation, c'est un acte qui consiste à gommer l'apparence ou le caractère masculin chez une personne pour la remplacer par une apparence ou un caractère féminin. C'est par exemple le fait de mettre du vernis, de se maquiller, ou de mettre des vêtements qui sont connotés de manière féminine.

Avant de commencer le premier chapitre, nous aimerions aborder un point qui nous semble essentiel et qui est malheureusement toujours d'actualité. Être une sissy peut être source de beaucoup de bonheur pour la personne, mais ça l'expose à beaucoup de choses négatives (on ne dit pas ça pour vous dissuader, au contraire.) Vous pouvez être agressés, rejeter ou encore insulter. Ces menaces ne doivent pas vous empêcher d'être vous-même, mais vous devez être prudente dans ce que vous faites. Même si c'est triste à dire, votre sécurité est importante. N'oubliez pas aussi que si vous ne voulez pas faire quelque chose au niveau sexuel, vous êtes totalement libre de refuser.

De plus, pour décrire une féminisation, nous serons obligés de la présenter en suivant des "clichés" à la fois sur les hommes, les femmes, mais aussi les sissy. Gardez bien en tête que chaque féminisation se passe différemment. Nous vous montrons une ligne de conduite que vous pouvez entièrement changer, faire autrement ou juste vous en inspirer. On vous le répétera plusieurs fois tout au long de ce guide, car c'est extrêmement important.

Avant de commencer votre féminisation, nous vous conseillons de prendre un peu de temps pour réfléchir à ce que vous voulez et à ceux que vous recherchez, n'hésitez pas à noter toutes vos pensées sur une feuille.

Vous pouvez aussi vous faire une frise chronologique sur laquelle vous noterez vos objectifs en termes de féminisation. Par exemple, dans un an, je sortirai en girl mode, de la tête au pieds (girl mode = aucun habit masculin ou typé masculin). Ou dans six mois, j'essaierai de commencer les hormones, dans X temps je veux pouvoir faire cette coupe de cheveux. Cela vous aidera à y voir plus clair, à prendre du recul et à vous donner une ligne de conduite.

Pour résumer, prenez du plaisir et restez safe <3

Suite à ce message, commençons dès maintenant ce guide de la féminisation par l'un des aspects fondamentaux, le mental.

Le mental

Le mental

C'est sans doute le point le plus important, car si votre mental ne suit pas, vous ne prendrez aucun plaisir dans votre condition de sissy. Pour rappel, on est avant tout ici pour prendre du plaisir. Votre mental est donc la première chose à adapter et à travailler parce que votre mental impactera tout le reste. Si vous commencez par l'apparence ou les vêtements par exemple, mais qu'à côté de ça votre mental ne suit pas encore, vous vivrez très mal cette nouvelle expérience.

Votre mental, c'est la graine et votre apparence, il sera les feuilles de la fleur que vous deviendrez, mais avant tout, il faut la graine. Déjà, l'une des premières choses à faire, c'est accepter. Tu vas devoir accepter deux vérités qui te guideront constamment comme un phare dans la nuit, TU ES INFÉRIEUR, et LES AUTRES SONT SUPÉRIEURS.

Quand tu auras accepté cela, tu auras déjà fait un grand pas sur le chemin de la sissification. Rappelez-vous tous les jours, que vous n'avez qu'un but, servir, les êtres, supérieurs.

Tu dois accepter de ne plus rien contrôler. Ta maîtresse veut que tu ailles te faire épiler ? À la seconde où elle finit sa phrase, tu dois déjà chercher un centre d'épilation ou un moyen de le faire.
Ensuite, tu dois te satisfaire à cette condition et te l'approprier, tu dois maintenant vivre comme une femme à la seule

exception près que tu es une sissy. Ta vie, le temps de ta sissification ne tournera plus qu'autour de celle-ci.

Pensez de manière féminine

Commençons par ce qui est le plus important dans votre cœur et votre esprit. Vous ne pouvez pas arrêter de vous sentir féminine sans votre consentement. C'est toujours en vous. Laissez cette féminité sortir de l'intérieur. La plupart des TGirls grandissent en tant que garçons et "agissent" comme des garçons, ce qui signifie que vous pouvez penser comme une fille autant que vous le souhaitez. Débarrassez-vous de toutes les habitudes de garçon que vous n'aimez pas, avec les choses les plus mignonnes que vous puissiez imaginer. Nous avons été élevés de cette façon et nous ne devrions pas élever la voix. Parce que c'est ce que vous voulez vraiment être à l'intérieur. La vie est trop courte pour passer sans découvrir qu'est qui est dans nos cœurs. Nous devrions être ceux qui nous rendent heureux.

Répétez-vous "Je suis une fille, je suis une fille" Ressentez, son apparence, sa façon de penser, aimez simplement embrasser tout ce qui est beau et mignon. Pensez de cette manière à partir de maintenant. Organisez-vous toujours pour passer du temps avec votre côté féminin. Portez les meilleures choses qui vous font vous sentir belle. Ce guide vous y aidera. Au début, ce sera peut-être difficile, on n'efface pas les habitudes et les moyens de penser d'une vie comme ça, mais à force, vous serez tellement heureuse et habituée que vous n'y penserez même plus. Car cette façon de penser, de vous comporter, et de vous habiller sera ancrée en vous.

La gestuelle

Tout d'abord, prenez quelques instants pour observer les femmes autour de vous. Vous devrez sans doute remarquer quelque chose, elles ne font pas ou peu de grand mouvement. Elles sont toujours dans la finesse même dans leurs manières de se déplacer, elles placeront constamment leurs deux pieds sur la même ligne, là où les hommes auront leurs pieds qui avancent de manière parallèle l'un à l'autre.

Si vous avez les cheveux longs, enrouler les régulièrement, passer la main dans vos cheveux. Souriez souvent et de manière sincère. Croiser les jambes quand vous êtes debout et statique, en bref, ne prenez que peu d'espace quand vous vous déplacez, quand vous vous asseyez et lorsque vous devez bouger.

Si vous devez vous déplacer, faites des mouvements fluides et gracieux. Ne faites jamais un geste qui est plus haut que l'autre. De même, votre façon de parler doit s'adapter, votre voix doit devenir plus aiguë et plus chantante, vos expressions doivent changer, et votre place dans les conversations aussi.

Le comportement à adopter

Une sissy, n'est pas une personne dominante, donc vous devrez vous comporter comme se comporte une soumise (car évidemment, si tu n'es pas dominante, tu es soumise dans la logique.). Voyons ainsi ce que ça implique.

Ne regarde jamais les gens en face très longtemps, obéis lorsqu'on te donne un ordre. Remercie fréquemment ta personne dominante de ce qu'elle fait pour toi. Tu ne dois jamais t'énerver contre ta condition et accepter ses joies et ses contraintes.

Tu devras être gentille, attentionnée et serviable, peut être même servile vis-à-vis des autres. Tu ne dois pas hésiter à parler de tes peurs et de tes sentiments. Le bonheur des autres doit te faire plaisir et la plupart du temps même, passer au-dessus du tien.

Je pense que l'idée principale ici est que tu dois obéir aux ordres qu'on te donnera, tu devras assez commencer à te comporter de manière féminine, donc de manière gracieuse comme on l'a vu.

S'occuper de soi

Selon une étude menée aux États-Unis, une femme dépenserait en moyenne 60 000 dollars au cours de sa vie en maquillage et en produit de beauté.
On peut donc raisonnablement en conclure, que les femmes

aiment prendre soin d'elle (et c'est normal.) Donc évidemment, si tu es sur la voie de la féminisation, tu vas devoir te pomponner et prendre soin de toi !

Tu vas devoir te coiffer et prendre soin de tes cheveux (s'ils ne sont pas longs, tu peux les laisser pousser.). Nettoyer plus fréquemment tes habits et en prendre soin, veiller à ne jamais sortir si tu n'es pas apprêtée, te raser le corps et être toujours belle. Une sissy prend toujours soin de son corps et de son physique. Tes ongles devront être beaux et brillants, ta peau devra être lisse et douce, ton visage devra être maquillé et sans imperfections (fini les vilaines cernes) et tu devras te parfumer tous les jours. Tu devras aussi te raser le visage pour qu'il soit lisse en toutes circonstances.

Une sissy a aussi la peau douce et belle, donc tu devras en prendre soin comme on l'a dit plus haut. Ainsi, tu devras surveiller ton alimentation, surtout éviter les aliments trop gras qui peuvent te donner des boutons, et hydrate souvent ta peau pour avoir les mains lisses et douces. N'hésite pas à acheter des crèmes hydratantes et des lotions pour tes cheveux et ton corps.

Pour résumer, fais-toi belle constamment, car tu ne sais jamais quand tu devras servir ton ou ta dominatrice et quand tu la/le sers, tu te dois d'être belle et parfaite physiquement pour elle. Tu devras te raser, te passer des crèmes sur le corps, faire du sport pour affiner ta silhouette.

Les vêtements

Les vêtements

La prochaine étape consiste à obtenir les hauts les plus féminins. Culottes, soutiens-gorge, collants, bas, jarretelles, strings, corsets et lingerie. Ce sont les éléments parfaits pour vous sentir féminine, peu importe ce que vous portez. Une belle tenue n'est pas complète sans lingerie. Ou celle-ci peut composer entièrement votre tenue… Jetez tous les boxers ou sous-vêtements de garçon que vous avez. Devenez la fille que vous aimez est le plus grand signe de votre engagement envers vous-même. Et à partir de maintenant, tous les soirs, vous vous coucherez avec une belle lingerie sur votre peau, et rien d'autre.

Vous pouvez porter une tenue entière ou juste un élément féminin au début. Retenez seulement qu'à la fin, vous serez accro et que vous ne porterez plus que des vêtements féminins.

Les vêtements doivent être féminins, mais aussi, vous donnez une allure féminine avec une silhouette féminine. Vous avez donc tout un univers à creuser pour vous découvrir et pour trouver votre style. Vous pourrez tester des tenues qui vous rendront sexy, d'autres qui vous donneront l'air d'une sainte ou d'une soumise. Certaines tenues vous donneront une allure féminine tout en vous permettant de les porter dehors sans gêne ni regard des autres.
Nos conseils pour votre première tenue, déjà en fonction de

votre âge elle sera différentes, mais si vous êtes jeunes, nous vous recommandons les chaussettes hautes, associées à une jupe. En haut, vous pouvez mettre un t-shirt ample ou un crop-top avec sur vos bras des "collants de bras" ainsi, vous aurez un style girly et vraiment très mignon qui vous transformera en sissy adorable.

Surtout, n'oubliez pas d'ajouter de la couleur dans vos tenues. Pour une sissy plus âgée, on peut partir sur des collants avec une robe de couleur rouge ou noire par exemple. Cette fois-ci, on ne met pas d'habit sur les bras, néanmoins, on peut porter des bijoux ou des bracelets.

Le tucking

C'est l'art de cacher son sexe est la bosse qu'il forme. Imaginez que vous sortez en legging moulant et que celui-ci laisse apparaître une bosse, tout le monde saura que vous êtes une sissy, donc si vous en ressentez le besoin, vous allez devoir apprendre à la cacher. Il existe plusieurs méthodes.
La première, consiste à ne pas mettre de vêtement moulant pour éviter qu'elle ne se voit.

Ça peut marcher, mais ça limite quand même de beaucoup les tenues qu'on peut avoir, la seconde méthode est celle du tucking, vous allez devoir aplatir votre sexe de sorte que la bosse diminue énormément de taille.

Quelques précautions, ne tucker pas tous les jours et pas trop longtemps d'affilée, si ça devient douloureux, arrêtez de le faire.

Évitez aussi d'être exposée à du contenu sexuel, ce serait dommage dans ce contexte de bander, car vous pouvez rapidement vous faire mal.

Une fois le point sécurité passé, regarder comment on peut faire. Tout d'abord, vous allez rentrer vos testicules à l'intérieur de votre corps (oui, c'est possible et c'est même prévu même si ce n'est pas bon pour elles de rester trop longtemps à cet endroit). Pour les rentrer, il existe deux méthodes, d'une part, vous pouvez vous mettre sur le dos, relever votre bassin et les laisser glisser d'elles-mêmes en les faisant bouger. Ça peut prendre du temps, mais ça enlève de la douleur d'appuyer dessus.

La seconde technique, c'est de les prendre dans ses mains, et d'appuyer dessus au bon endroit pour les faire rentrer. Quand je dis au bon endroit, c'est parce que la "cache" prévue à cet effet est sous forme de tuyau. Et il se situe au- dessus des testicules, il faut donc les mettre en face du tuyau et appuyer, mais si vous appuyez simplement sans faire attention à la position, vous risquez juste de vous faire mal pour rien ! Donc faites bien attention à ce qu'elle soit en face des canaux.
Une fois qu'elles sont dedans, vous avez deux choix, soit vous rester comme ça (votre pénis est suffisamment petit et en le mettant dernière une culotte il ne se verra plus et bien moins). Soit, vous allez prendre votre sexe et le ramener vers vos fesses de sorte qu'il ne prenne vraiment plus de place. Une fois dans cette position, il sera pratiquement impossible de voir la moindre bosse. Pour maintenir le sexe, vous pouvez soit le scotcher avec un adhésif conçu pour et qui ne vous blessera

pas, soit vous pouvez ramener votre culotte à ce moment-là pour le bloquer dans cette position.

Vous pouvez aussi opter pour des culottes qui sont faites spécialement pour tucker, elles sont assez rigides et diminuent la taille de la bosse, dedans, vous aurez même une sorte de poche qui vous permettra de glisser votre sexe.

Enfin, pour retirer votre tuck, vous n'aurez qu'à retirer le scotch de votre sexe et le remettre dans sa position normale (ou retirer votre culotte pour lui permettre de revenir en place). Une fois ceci fait, vous n'aurez plus qu'à appuyer légèrement sur vos testicules pour les faire redescendre. Attention, les premières fois quand elles rentrent et qu'elles sortent, ça peut faire mal et être extrêmement surprenant donc faites attentions à vous.

Quand vous réussirez à tucker sans douleurs, vous pourrez sortir et porter ce que vous voulez sans crainte.

Vos premières tenues

C'est toujours quelque chose de compliqué de la choisir, si vous le pouvez, vous devrez vous faire accompagner par quelqu'un qui adaptera votre tenue à vos goûts et à votre morphologie. Nous vous conseillons aussi de changer de style vestimentaire progressivement. Ce serait dommage d'acheter pour 200 euros de tenues pour finalement vous rendre compte qu'elles ne vous plaisent pas ou alors qu'elles ne sont pas à votre taille. De plus, il vous faudra sans doute un temps d'adaptation pour vous-même et pour vos proches, d'où le fait qu'il vaut sûrement mieux changer de style graduellement. Commencez par de la lingerie ou des bas, comme des chaussettes longues ou des collants, c'est discret pour les autres, mais déjà un grand pas pour vous.

Ensuite, vous pouvez passer à des éléments qui sont plus visibles, comme des t-shirts plus féminins ou des pantalons, eux aussi, féminins. Si ça vous plait, vous continuez, sinon c'est soit que ce n'est pas votre style, soit que vous n'aimez peut-être tout simplement pas ça.

Au début de ce guide, on a parlé d'une sissification comme étant l'éclosion d'une fleur. La comparaison est excellente, une fleur ne pousse pas en un jour et il faut prendre du temps et de l'énergie pour qu'elle pousse, on ne va pas arroser de la même façon une fleur qu'une graine.

Dans votre féminisation, tout se joue dans la prise de temps, vous pouvez être pressé et aller vite, mais si vous voulez éviter d'être déçu ou d'avoir des soucis, n'hésitez pas à prendre votre temps pour certaines étapes.

Pour revenir aux tenues, si vous êtes mal à l'aise à l'idée de porter des jeans féminins par exemple, vous pouvez d'abord porter des vêtements neutres et les féminiser petit à petit jusqu'à ce que vous vous sentiez à l'aise avec.

Pour résumer, allez-y progressivement pour avoir le temps de trouver votre style et pour avoir le temps de vous sentir à l'aise.

Ensuite, si vous le pouvez, faites vous accompagner par quelqu'un qui pourra, vous aider avec vos tenues et commencer votre sissification avec des éléments de votre tenue qui sont discrets. Puis augmenter graduellement pour avoir une tenue qui vous correspond de plus en plus.

Normalement, à ce stade, vous avez donc le mental d'une sissy et le désir d'en être une et vous avez votre tenue de sissy. Passons donc maintenant aux accessoires et aux sous-vêtements.

Les accessoires

Les accessoires

Que préférez vous, une pêche, ou une pêche au chocolat ? La plupart des gens répondront à la pêche au chocolat. Une bonne chose a souvent besoin qu'on lui ajoute un élément pour le sublimer. Dans le cas d'une sissy, c'est le même principe, votre beauté se doit d'être soulignée par des accessoires qui vous mettent en valeur, c'est précisément le thème de ce chapitre.

Pour ce faire, nous allons partir de haut en bas de votre corps, tout d'abord les cheveux, évidemment, tout dépendra de leurs longueurs actuelles, mais des élastiques à cheveux sont déjà un bon début. Ils vous permettront de les attacher, de vous faire des tresses, des couettes, un chignon et énormément d'autres coiffures féminines. Vous pouvez en choisir des simples, mais aussi des décoratifs, avec des nœuds dessus ou des éléments décoratifs comme un papillon qui rajoute de la couleur et du charme à vos coiffures.

Attention, éviter les élastiques avec une barre de fer dessus, c'est le meilleur moyen pour les abîmer avec le frottement et pour que vos cheveux restent coincés dedans donc éviter si vous voulez en prendre soin. Vous avez aussi des bandanas à mettre sur votre tête. Pour habiller votre tête, vous avez des bonnets, ceux à pompon donnent le plus souvent un air adorable à celui qui les porte. Vous pouvez aussi opter pour une casquette (associée' à une queue de cheval qui passe dans le trou de celle-ci.) ou une chapka pendant l'hiver.

Si vous aimez ce qui est mignon, vous pouvez prendre des serre-tête, certains ont des décorations dessus, papillons, oreilles de chat (je le recommande celui-là.). Ils en existent de toutes les formes et de toutes les couleurs.

Enfin, vous pouvez aussi opter pour le béret ou le chapeau traditionnels qui rendront votre visage plus féminin rapidement. Pour trouver les meilleures manières de le porter pour vous, il existe de nombreux tutos sur YouTube pour vous apprendre à les porter.

Pour en revenir à vos cheveux, pour leur donner du volume, vous pouvez acheter un "donut" ou "bun". Vous n'avez qu'à le placer dans vos cheveux pour leur donner du volume et mettre des épingles à cheveux dessus pour maintenir le tout en place.

Pour parfaire le tout, vous pouvez prendre des pinces à cheveux et des barrettes pour les placer dans différentes positions et pour leur donner la forme que vous voulez.

Dans le cas où vos cheveux ne sont pas assez longs, vous pouvez toujours opter pour une perruque le temps que vos cheveux poussent. Ou alors dans des extensions de cheveux qui vous permettront d'augmenter leurs longueurs. Une fois que vos cheveux sont parés, on peut passer au bas de la tête avec les boucles d'oreilles.

Pour en mettre, évidemment, le prérequis, c'est d'avoir des trous dans les oreilles. Si vous êtes une sissy débutante, vous pouvez le faire dès le début, comme ça le temps que vous avancez dans votre nouvelle vie, vous pouvez déjà mettre les boucles que vous voulez. Donc si vous en désirez, prenez rendez-vous dès que possible chez quelqu'un qui pourra vous faire le trou (celui de l'oreille bien sûr). Cela vous coûtera moins de 20 euros, et très rapide à faire. Une fois faits et cicatrisés, vous devrez régulièrement porter des boucles pour éviter que celui-ci ne se referme. Trouvez en qui vous plait et portez les. Vous devriez aussi en avoir de différente taille et forme pour alterner.

Pour conclure sur le visage, vous pouvez aussi vous trouver des lunettes féminines (avec ou sans correction selon vos besoins, néanmoins si vous pouvez trouver des lunettes féminines à filtres bleus je vous conseille de prendre celle-ci en priorité, car, elles vous seront utiles en plus de vous rendre belle. Vous pouvez aussi vous faire percer le visage, pour le bas du visage enfin, vous pouvez acheter des masques anti-covid avec des motifs féminins dessus. Ils sont facilement trouvables sur Amazon avec les mots clés "masque covid kawaï, ou masque covid chat".

Après la tête, vient le cou, dessus, vous pouvez aussi mettre beaucoup d'accessoires pour vous rendre adorable, belle ou sexy. En premier lieu, vous pouvez vous acheter des colliers ou des pendentifs, comme pour les boucles d'oreille, varier les formes, les couleurs et les tailles (sauf si vous aimez avoir souvent le même style). Vous pouvez aussi acheter des "chockers" qui sont une sorte de collier qui sont vraiment beaux à porter. On les appelle aussi des rats de cou (je suppose que cette appellation est plus connue). En dehors des colliers, vous pouvez aussi porter des écharpes, en laine l'hiver et en soie l'été par exemple, tous ces accessoires vous mettront en valeur et vous donneront une silhouette féminine.

Nous traiterons le sujet du maquillage dans un prochain chapitre, car le sujet est si vaste qu'il mérite une catégorie à part.

Les bras, pour habiller vos bras, vous pouvez porter des gants qui remontent haut, comme sur une tenue de soubrette, vous pouvez aussi mettre des longues mitaines qui, elles aussi, couvriront toute la longueur de vos avants bras. En plus des mitaines, vous pouvez aussi porter des gants. Pour vos mains et vos poignets, vous pouvez mettre des bracelets ou vos élastiques à cheveux par exemple pour les "habiller" vous pouvez aussi porter une montre assez fine et féminine. Au niveau de vos doigts, on a le traditionnel vernis et les bagues. Vous pouvez trouver toutes sortes de bagues et de vernis pas chers dans des magasins du style de Claire's.

Pour votre poitrine, vous pouvez porter une brassière rembourrée pour vous donner des formes. Une brassière non rembourrée si vous aimez juste en porter une (c'est assez agréable à porter et ça donne de bonnes sensations). Si vous n'aimez pas les brassières, vous pouvez mettre un soutien-gorge en fonction du modèle, il collera à votre corps ou vous donnera des formes. C'est assez agréable à porter, ça ajoute un plus à vos tenues et ça vous rend tout de suite plus sexy.

Pour vos hanches, vous pouvez acheter des ceintures qui peuvent être visibles ou non. Vous pouvez aussi acheter des culottes qui sont rembourrées. Elles donneront plus de forme à vos fesses. Vous avez aussi la possibilité d'attacher des sortes de colliers sur vos hanches qui lorsque vous êtes nue donne un effet très sexy.

Passons à vos jambes. Vous pouvez porter des jarretelles, des chaussettes hautes, ou encore une paire de collants. Ils habilleront vos jambes et arrivent souvent à gommer certains défauts" que vous pouvez avoir à ce niveau-là.

Nous avons pu voir ensemble la plupart des accessoires que vous pouvez porter. Évidemment, nous n'avons pas pu tous les aborder, certains points seront plus tard dans ce guide (le maquillage et la cage de chasteté par exemple). Les autres ne seront surement pas abordés, car, nous ignorons leurs existences (si vous en connaissez d'autres, n'hésitez pas à nous le dire par mail).

Les jouets

Les jouets

Passons donc aux jouets sexuels. Évidemment, eux non plus, on ne pourra pas tous les aborder, il en existe trop, nous essayerons néanmoins de faire autant que possible le tour du sujet.

Comme pour les accessoires, on va partir du haut de votre corps vers le bas. Pour le haut déjà, en fonction de vos kinks, vous avez les cagoules qui vous empêchent de voir et pour certaines de respirer correctement. Vous avez aussi les cache yeux, et les cache oreilles pour vous priver de vos sens. Pour la bouche, vous avez des bâillons qui vous empêcheront de parler, et des jouets qui vous empêcheront de fermer la bouche, la plupart de ces objets sont trouvables sur Amazon. En voici un exemple ici, bien sûr ceci n'est pas un conseil d'achat, trouver les jouets qui vous correspondent et que vous aimerez utiliser. Pour votre cou, si vous aimez vous sentir chienne, vous pouvez acheter une laisse et un collier pour chien.

Si vous n'êtes pas une sissy expérimentée pour l'anal, vous pouvez aussi acheter du poppers (achetable légalement évidemment avec à consommer avec modération, car comme toute les "drogues" il y a des risques d'accoutumance). Il vous permettra de détendre vos muscles et de vous faire du bien au niveau de vos sensations. Au début, lors de vos premières fois, ça peut être pratique de vous en servir. Mais encore une fois, nous ne vous forçons pas à en utiliser, cela porte des risques de dépendance, alors faîtes attention.

Pour le haut de votre corps, si vous aimez avoir mal et que vous avez quelqu'un pour jouer avec vous, prenez une cravache ou un fouet. À utiliser bien sûr dans le consentement et dans le respect des limites de chacun. Pour entraver vos mouvements pendant vos sessions, achetez des cordes et des menottes. Les pinces tétons sont aussi une bonne idée. Ces objets vous feront crier de plaisir…

Passons donc aux deux principales sources de plaisir de la plupart des sissy le plaisir anal et pénien.

Pour l'anal, il existe énormément de jouets, les plus connues sont les plugs qui servent à la préparation anale, mais pas que, car certains sont vibrants et vous procureront d'excellentes sensations. Certains vous permettront même de jouir avec. Ils existent en différentes tailles, couleurs et formes. N'oubliez pas de le lubrifier avant de vous en servir pour ne pas vous blesser. Et s'ils sont gonflables, n'oubliez pas de vous en servir de manière progressive, encore une fois pour ne pas vous blesser.

Même s'ils ne sont pas gonflables, préparer toujours votre corps à l'anal en lubrifiant bien et en commençant petit à petit pour détendre vos muscles. Le mieux reste de commencer avec les doigts en rentrant un doigt, puis deux, ensuite trois, etc., en lubrifiant régulièrement avec la salive et avec du lubrifiant. Si vous ne le faites pas, vous aurez de gros risques de vous blesser, et de finir dans une situation gênante ou vous devrez expliquer à votre médecin pourquoi vous avez une déchirure anale. Surtout que cette zone est assez vascularisée, donc elle peut beaucoup saigner, entre nous, je pense qu'il y a mieux à faire qu'un examen colorectal le samedi soir après s'être ouvert à ce niveau-là. En conséquence, faites attention à vous les sissies.

Ensuite viennent les godes et les vibromasseurs. Vous pouvez privilégier les vibros qui vous donneront plus de sensation et qui vous procureront plus de plaisir anal. (Malheureusement, on fait trop vite le tour de son gode aussi grand et agréable soit-il, par contre, il vaut mieux, si vous n'êtes pas trop habituées, de commencer par des godes de petites tailles). Si vous jouez avec votre chatte, n'oubliez pas d'acheter une poire à lavement pour éviter d'avoir de mauvaises surprises dessus.

Pour vous faire un lavement anal, il vous faut une poire à lavement, (éviter d'en prendre une qui envoie trop de pression.). Il faudra également de l'eau tiède, chaude, mais pas brûlante, car c'est sensible. Vous allez donc vous mettre dans vos toilettes, pomper l'eau avec la poire, l'insérer dans votre anus, envoyer l'eau dedans et puis la faire ressortir. Petit à petit, les salissures à l'intérieur sortiront et vous serez propre. En moyenne, cela peut prendre de 15 à 20 minutes en fonction de là où vous vous trouvez et du niveau de salissures. Mais les premières fois, cela pourrait aller jusqu'à une heure, en raison du manque d'expérience que vous allez avoir.

Pour votre clitoris, les jouets dépendent de vos goûts, si vous n'aimez pas y toucher, prenez une cage de chasteté et gardez-la autant que vous pouvez pour ne pas être dérangée avec. Sinon, si vous appréciez vous en servir, vous pouvez prendre un vibrateur (avec ou sans la cage) comme ceux qu'utilisent les personnes possédant un vagin, ou alors, achetez une fleshlight/vaginette, pour avoir le plaisir de la pénétrer. Par exemple, au hasard, celui-ci.

Arrivé à ce stade, vous aurez le mental d'une sissy, des vêtements et des accessoires féminins, et vous pourrez aussi avoir du plaisir féminin. Néanmoins, il vous manquera encore certains éléments, le maquillage, l'épilation et ce qu'on appellera le reste (vos passions, votre décoration, le sport pour avoir un corps plus féminin, etc.).

L'épilation

L'épilation

Évidemment, elle dépend de chacune. (ne vous faites pas épiler si vous pensez que vous vous ferez repérer et que cela pourrait vous attirer des problèmes.) Certaines ne voudront pas le faire et d'autres oui, mais pour la plupart des sissies, voudront se faire épiler. Se pose donc la question de comment faire ?

Une bonne base pour commencer, c'est de se raser avec un rasoir électrique ou non. L'inconvénient, c'est que si c'est mal fait, vous aurez des rougeurs et votre peau vous brûlera un peu. Ainsi, quand vous vous raserez, faite le sur une peau mouillée, faite de grands gestes (évitez d'insister sur une zone) ensuite, allez y doucement sur les zones osseuses, comme l'arrière du genou ou le genou en lui-même. Pour commencer le rasage, c'est bien, le problème, c'est qu'il faudra le faire régulièrement et que les poils qui repousseront seront piquants.

Néanmoins, pour une première tentative, c'est une bonne manière si vous voulez voir qu'elle serait le résultat si vous n'aviez plus de poils. Si vous aimez le rendu, que cela vous donne envie, mais que vous ne voulez pas y consacrer trop de temps, vous avez plusieurs solutions. Déjà l'épilation à la cire, vous pouvez le faire vous-même et depuis chez vous. (la cire vous fera économiser de l'argent). Vous trouverez de nombreux tutos sur internet pour le faire, il vous faudra juste du sucre, des bandelettes de papier et un peu de citron. Le problème de ce type d'épilation, c'est la douleur, après comme elle arrache la totalité du poil, il lui faudra plus de temps pour repousser et donc il faudra vous épiler moins souvent.

Sinon, si vous ne voulez pas trop souffrir, vous pouvez vous tourner vers la crème dépilatoire qui est une crème qui va brûler vos poils. De ce fait, comme pour la cire, vous n'aurez pas à le faire souvent. Le problème, c'est que cette crème peut brûler ou irriter votre peau, de ce fait, elle n'est pas recommandée pour tout le monde et il faut faire attention en l'appliquant. Connaissez bien vos allergies.

Enfin, si vous ne voulez vraiment plus de vos poils, vous pouvez vous payer un rasoir à lumière pulsée. Il brûlera vos poils et plus vous vous en servirez et moins vos poils repousseront jusqu'à finir par ne plus du tout repousser. Avec ce type d'appareil, l'épilation peut soit être longue avant la repousse, soit être totalement définitive.

Sinon, vous pouvez aussi aller en institut, le problème, c'est le prix. Car ce seront des professionnels qui s'occuperont de vous, il faudra beaucoup de séance et d'argent pour y parvenir, mais finalement vos poils ne repousseront plus jamais.

Si vous êtes réellement déterminée, vous pouvez aussi baisser votre taux de testostérone, parce que celui-ci influence la pousse de vos poils, moins vous en aurez et moins vos poils pousseront vite. Surtout, la qualité et l'épaisseur de ceux-ci sera moindre. Pour la faire baisser, vous devrez changer votre alimentation et certaines de vos habitudes, l'eau froide par exemple, fait augmenter votre testostérone, de même que le sport. Donc pour la faire diminuer, il faut que vous évitiez de trop faire de sport (donc 10 minutes par jour voir un peu plus ça va) et que vous évitiez d'être trop en contact avec de l'eau froide.

Manger du soja fera aussi baisser votre testostérone au même titre que l'alcool (attention avec l'alcool, c'est juste une info) ou de manière surprenante la menthe. Ces aliments lorsque vous les consommez feront réduire votre taux de testostérone et ainsi par extension réduire ses effets sur votre corps.

Trouvez vos chaussures.

L'une des choses les plus compliquées malheureusement, car en fonction de votre pointure, vous trouverez peu de modèle pour vous, ce qui est vraiment dommage.

En tant que sissy, vous aurez le choix entre de nombreuses chaussures. Dont beaucoup que vous n'aurez encore jamais portées (surtout si vous êtes débutante). Un Homme à en moyenne trois types de chaussures, celle de ville, celle de sport et les bottes.

La ou les femmes en général ont ces trois modèles et viennent s'ajouter les talons, les escarpins, les bottines, les bottes, les nus-pieds, ballerines (par pitié pas les ballerines), etc.

Pour vos chaussures, vous pouvez les commander sur ASOS, car eux, font l'effort d'avoir des modèles de toutes les tailles.

Lien du site : https://www.asos.com/fr/

Pour les talons, faites attention à ne pas voir trop grand dès le début, vous risqueriez de vous rompre la cheville ou de tomber souvent, commencer par des petites tailles et les augmenter au fur et à mesure. Nous vous conseillons pour commencer, les talons carrés ou ronds, assez larges. Ils assureront une meilleure stabilité, et vous habitueront facilement à ce sentiment de grandeur, en plus de vous sentir féminines.

Pour les couleurs, la plupart du temps, on partira sur du rouge, du noir, du rose ou du violet, des couleurs qui se voient et qui vous mettront en valeur. Vous pouvez aussi féminiser vos chaussures en leur ajoutant des accessoires, comme des lacets qui auront une couleur féminine. Vous pouvez aussi mettre des broches dans vos lacets ou coudre des motifs sur vos chaussures. (si le modèle le permet évidemment) Quand vous mettez des chaussures ouvertes sur le devant qui laisse voir vos pieds, n'hésitez pas à vous faire une jolie pédicure. Cela mettra en valeur vos pieds.

Surtout n'oubliez pas de faire correspondre vos chaussures à votre tenue. Pour le quotidien, vous pouvez porter des chaussures de sport ou de ville avec un style classique jean et hoodies.

Si vous portez une jupe, vous pouvez mettre des collants et des bottes hautes. Vous pouvez aussi mettre des talons pour affiner votre silhouette. Vous devrez aussi adapter la couleur de vos chaussures à votre tenue (être une sissy ça prend du temps et il faut souvent se creuser la tête !)

Si votre tenue est bleue par exemple (donc une couleur vive) adapter vos chaussures à la couleur de la tenue, donc bleues, bleues nuit ou encore noires ou blanches, car ça passe partout.

Si votre tenue est sobre, vous pouvez porter des chaussures avec une couleur vive pour contraster et les faire ressortir, par exemple si vous portez une tenue noire, des talons rouges pourront vous mettre en valeur. Évitez aussi de porter trop souvent les mêmes chaussures au risque de les abîmer ou de vous lasser de les porter. Vous changerez aussi de chaussures en fonction des saisons.

En été, vous ne porterez pas de bottes en fourrure par exemple, de même que vous ne mettrez pas des espadrilles au plus fort de l'hiver ? En conséquence, allégez vos chaussures en été et épaississez-les en hiver pour vous tenir au chaud (ou vous laisser respirer) et pour être raccord avec votre tenue.

Adaptez aussi vos chaussures au contexte de vos activités, si vous devez beaucoup marcher, prenez des bottes avec des talonnettes. Si vous restez juste debout ou que vous vous asseyez toute la soirée, prenez des talons. Ne portez pas de talons trop hauts si vos jambes sont courtes, car en se contractant (à cause de la hauteur) vos muscles de jambes s'épaissiront et le rendu peut ne pas plaire.

Pour conclure, adaptez vos chaussures à ce que vous voulez en faire, mais surtout n'oubliez pas de tester, être une sissy c'est énormément se remettre en question. (vis-à-vis de nous même déjà) donc ne vous enfermez pas dans un modèle. Testez sur vous des tenues qu'on trouve belles et qu'on vous conseille, rendront bizarre alors qu'à l'inverse des tenues qu'on déconseillerais vous rendront magnifique. Faites-vous plaisir et tentez des expériences. Car pour le sexe comme dans la vie, il faut toujours tenter pour savoir ce qui nous plaît (dans les limites de la loi évidemment...)

Le maquillage

Le maquillage

Il servira à gommer les imperfections de votre visage, à vous faire paraître plus jeune et plus belle et à souligner et à embellir votre visage.

Il a également d'autre utilité, notamment celle de vous donner confiance en vous ou de vous permettre de "plus, vous aimez".

Pour vous maquiller, vous aurez besoin de quelques prérequis, déjà, vous devrez avoir du maquillage, des "outils" de maquillage (pinceau, brosse, beauty blender, etc.) il vous faudra aussi du démaquillant et du coton ou des lingettes démaquillantes.

Un conseil, prenez en tout de suite des réutilisables, vous économiserez du temps, de l'argent et vous polluerez beaucoup moins.

Vous pouvez acquérir tout ça petit à petit et juste commencer avec un ou deux pinceaux, et du démaquillant par exemple.

Pour commencer, vous devriez viser petit, comme d'habitude, vous pouvez déjà vous occuper de vos sourcils, en les épilant pour leur donner une courbe féminine, donc fine et en forme du logo de Nike par exemple.

Vous pouvez aussi mettre un fin trait d'eye-liner sur vos yeux. Ensuite, vous pouvez vous occuper de votre teint, avec un fond de teint, vous le rendrez plus mat ou plus pâle.

Procédons par étape, en premiers lieux, vous devez préparer votre peau si vous voulez faire un make-up complet et protéger votre peau.

Si vous ne préparez pas votre peau, le maquillage ne tiendra pas. En conséquence, on va se laver le visage et mettre de la crème hydratante.

Une fois fait, on peut appliquer le fond de teint pour unifier le teint, pour éviter les Différences de couleur trop marquées entre les parties de notre visage. Pour le fond de teint, au début, vous risquerez d'avoir du mal à trouver celui qui s'adapte le plus à votre peau.

Une fois fait, on va se regarder dans le miroir attentivement et cacher nos défauts, nos cernes ou nos boutons par exemple. On va mettre de l'anticerne sous nos yeux si le besoin s'en fait ressentir, et remettre une couche de fond de teint sur nos boutons ou nos cicatrices pour les cacher.

À ce stade, votre peau est propre, unie, lisse et vos défauts sont cachés, maintenant, on va chercher à embellir le visage. À ce moment-là, on peut s'occuper de nos sourcils en les épilant et en les "coiffant", on va leur donner une forme et les empêcher de partir dans tous les sens.

On attaque les yeux, la partie qui peut être la plus longue. On va commencer, deux choix s'offrent à nous, mettre du fard à paupière pour donner de la couleur à vos paupières, ou alors, vous ne mettez rien et vous pouvez directement mettre de l'Eye-liner. Ensuite viennent les cils, vous pouvez utiliser un recourbe-cils pour leur donner une forme, sinon vous pouvez mettre tout de suite du mascara pour les noircir et leur donner un peu d'épaisseur.

Une fois les yeux faits, il ne nous reste plus que (ça dépend évidemment de ce que vous voulez faire ou non mais la plupart du temps, vous ferez ces étapes-là) les joues et les lèvres.

Pour les joues, vous pouvez leur donner un peu de couleur (du rouge assez léger pourra rehausser votre ton et vous donnez un air en bonne santé) en utilisant un fard à joue ou un illuminateur.

Pour les lèvres, le traditionnel rouge à lèvre viendra conclure l'ensemble, trouver là couleur qui vous plait le plus (rouge, violet, noir, bleue, vert, toutes les couleurs sont possibles). Elles pourront s'accorder en fonction de votre maquillage, comme pour les chaussures, n'hésitez pas à tester et à expérimenter.

Enfin, il reste deux étapes, l'application d'un fixateur pour ne pas que votre maquillage ne parte ou coule trop vite. Et une fois que vous avez fini votre journée, le démaquillage avec les outils dont je vous ai parlé plus tôt.

Normalement avec ce "tuto" vous avez déjà de bonnes bases pour commencer, je vous conseille néanmoins de regarder certains tutoriels sur YouTube pour comprendre comment ça marche. Vous pourrez aussi trouver des idées de maquillage à réaliser et vous pourrez voir les résultats que vous devriez normalement obtenir. Nous pouvons vous conseiller la chaîne "Beauté en herbe" qui traite du sujet du maquillage, mais aussi la chaîne de "Sananas" de "Fabian CR" et enfin, on peut citer les tutos d'"EnjoyPhoenix" pour les plus connues.

Féminiser sa voix

Si vous trouvez votre voix trop grave, vous avez l'option de la féminiser. Pour le faire, vous avez plusieurs choix. Mais tout d'abord, qu'est-ce qui définie une voix féminine ? Pour le coup, c'est surtout la hauteur de la voix qui va jouer, donc un conseil, si vous fumez, arrêtez tout de suite, car à terme, la cigarette rendra votre voix plus grave et plus caverneuse. Sachez aussi que sauf si vous faites une chirurgie de rétrécissement de cordes vocales, vous devrez travailler énormément votre voix et cela sera un travail de longue haleine.

Si vous voulez la travailler, vous pourrez ainsi soit avoir recours à la chirurgie (définitive, coûteuse et douloureuse, mais qui marche bien), soit la travailler. Vous-même, chez vous ou avec quelqu'un, en France, les orthophonistes sont aptes à vous aider à travailler votre voix. Retenez aussi qu'il faut éviter l'effet fausset lorsque vous parlerez, si vous forcez trop sur votre voix et trop vite, vous aurez une voix qui sonnera fausse. Lorsque vous travaillez votre voix, ne le faites pas sur de trop longue durée au risque de vous faire mal, il faut que vous le fassiez par petite session. Pour la travailler, vous devrez chanter et vous parlez à vous-même, même si c'est désagréable à faire, vous pouvez aussi enregistrer vos entraînements pour vous écouter. Cela vous permettra de progresser. Chaque jour, vous allez pendant un court laps de temps (entre 5 et 10 minutes) partir de votre voix normale et la faire progressivement aller dans les aigus en la faisant tenir. Ainsi, vous habituerez votre voix à avoir cette tonalité, et au bout d'un moment, elle deviendra normale pour votre corps.

Essayez de parler avec votre gorge et votre bouche, la voix, la plupart des hommes vont parler en allant chercher leurs voix dans leurs thorax, c'est une zone assez grande qui rendra votre voix plus grave par conséquent. Si vous essayez de parler en concentrant votre voix dans des zones plus petites, elle sera naturellement plus aiguë. (C'est un concept difficile à expliquer, mais pour avoir déjà entendu des gens faire ressortir leurs voix de leurs thorax puis de leurs gorges, le résultat était flagrant).

Pour avoir une voix féminine, vous pouvez aussi accentuer certaines lettres lorsque vous parlez, elles vous donneront un ton qui sera plus aigu.

Nous avons :" le A le B le D le G le I le J le T le Y". La plus importante reste le "I" qui vous donnera la voix la plus aiguë lorsque vous l'accentuer.

Il existe beaucoup de vidéos sur YouTube ou internet qui vous aideront à féminiser votre voix aux travers d'exercice. N'hésitez pas à faire vos recherches, trouvez les exercices qui vous conviendront. Je vous conseille en particulier la chaîne YouTube de Théa L'INTÉRIEUR qui est une toute petite chaîne YouTube de mille abonnées, qui a fait toute une série de vidéos sur la féminisation de la voix. Dans le cas d'une personne trans, la playlist s'appelle "la voix des Trans".

L'univers à adopter

L'univers à adopter

Imaginons une situation. Vous êtes invitée chez une fille, et elle vous propose d'aller dans sa chambre. Qu'avez-vous le plus de chance de voir ? (ici, on parle d'une fille girly et excessivement féminine, comme une sissy quoi.) Une chambre au mur rose, avec des peluches, un miroir de maquillage et beaucoup d'éléments féminin comme des vêtements et des chaussures, ou des ak 47 accrocher sur chaque mur, une tenue commando et une batte de baseball ?

L'exemple est caricatural, mais il illustre quelque chose, votre chambre traduit qui vous êtes. Il n'existe rien de plus intime et de plus personnel qu'une chambre, c'est l'un des seuls endroits où on se sent bien et où on peut montrer qui on est.

A contrario, une chambre peut aussi montrer qui l'on est sans même que l'on nous connaisse. Si vous entrez dans la chambre d'un inconnu, vous pourrez en partie comprendre ce qu'il est rien qu'en observant ce qu'il fait de son intimité. Par exemple, si vous rentrez dans la chambre de quelqu'un où il n'y a que des livres qui plutôt usés, en quantité et qui sont rangés, que peut-on en conclure ? Qu'il aime les livres et qu'il aime le rangement et l'organisation.

Si vous voulez pousser votre féminisation au maximum, vous devrez sans doute féminiser jusqu'à votre lieu de vie et votre espace le plus intime. C'est justement le thème de ce chapitre, il traitera de votre intimité et de vos passions.

Pour féminiser votre chambre, nous vous recommandons d'adopter en premier lieu des couleurs qui sont dites douces, donc le rose clair, le bleu clair, le vert clair, le blanc, etc. Des couleurs dites pastels.

Comme le nom des couleurs l'indique, elles laisseront transparaître une ambiance de douceur dans votre chambre et de sérénité. Rajoutez ensuite un dressing ou vous mettrez toutes vos plus belles tenues et vos chaussures en dessous. Pour l'éclairage, prenez des leds qui changeront de couleur quand vous le déciderez et qui peuvent régler leurs luminosités. Pour votre couverture, prenez quelque chose de doux et d'agréable, en matière pelucheuse ou duveteuse par exemple. Pour rajouter un peu de douceur dans votre chambre.

Niveau décoration, mettez des ours en peluches et des peluches dans votre chambre. L'un des musts qu'on voit le plus souvent, ce sont les peluches Pokémon, notamment celle d'Evolie qui est vraiment adorable. N'oubliez pas de mettre des oreillers sur votre lit et dans des coins de votre chambre pour pouvoir vous asseoir. Un tapis en laine servira aussi à renforcer l'ambiance de la pièce. Vous aurez votre petit nid douillet, romantique, féminin et mignon.

Ensuite, ajoutez des petites touches par-ci par-là, comme des bougies à côté de votre lit ou sur votre bureau, la chambre d'une sissy sent toujours bon. Il vous faudra un espace dans votre chambre pour vous maquiller. Évitez aussi le "bordel" dans votre chambre, dans l'image commune, une femme n'est généralement pas bordélique (c'est un cliché qui disparait, mais autant faire bonne impression si vous ramenez quelqu'un dedans).

Finissons par les passions. Pour le coup, il n'y a pas vraiment de règle, elles dépendent de chacune. Dans ce livre, on a beaucoup donné des exemples comme "le modèle à suivre" mais comme on l'a dit dès le début, pour se féminiser, il y a de grandes lignes. Mais, elles dépendent de chacune et il n'y a pas de tuto complet de A à Z pour devenir une sissy. Nous sommes toutes et tous différents, c'est ce qui fait notre force et notre chance. Si vous voulez devenir une sissy, alors, testez en suivant les règles, en transgressant certaines, en n'en suivant aucune et vous verrez ce qui vous plaît le plus.

Nous conclurons cette partie par la même phrase par laquelle nous avons conclu l'introduction. Prenez du plaisir et restez safe <3. Car c'est avant tout ça le but, que l'on veuille être féminisé ou non, que l'on veuille tester ou non. C'est de prendre du plaisir, de se découvrir et de se comprendre un peu plus.

Les cheveux

Les cheveux

Pour vous remercier d'avoir acheté ce livre et de nous avoir fait confiance, nous avons décidé de vous rajouter des ressources complémentaires qui ne sont pas disponibles dans le pdf gratuit que nous distribuons sur notre site (findomfrance wordpress sur Google). Nous verrons donc ensemble une série de conseils sur plusieurs domaines, le coming out, les cheveux et des ressources en plus dans le sport et la nutrition.

Commençons ainsi dès à présent avec les cheveux. Si vous êtes une sissy débutante et que vous n'avez jamais eu les cheveux longs, que devriez-vous faire et avoir pour en prendre soin ?

La première chose à laquelle on pense et qu'on néglige trop souvent, c'est la brosse. Une bonne brosse améliorera la qualité de vos cheveux empêchera qu'ils ne s'abîment trop vite et elle pourra augmenter la rapidité avec laquelle ils pousseront. D'une part, car avec une brosse de qualité, ils casseront moins et ainsi par extension, vous n'aurez pas besoin d'aller tous les deux jours chez le coiffeur. Mais en plus de cela, vos cheveux pour pousser ont besoin d'être un peu stimulés au niveau sanguin.

Quand vous massez une partie de votre corps, le plus souvent, vous facilitez l'arrivée du sang qui va venir irriguer la zone.
Si on prend un exemple, une personne qui se masse la tête

toute la journée aura une pousse de cheveux plus rapide qu'une personne qui ne touche jamais sa tête (ce n'est pas une raison pour y toucher en permanence !).

Pour en revenir aux brosses, une bonne brosse, par son action va venir caresser et masser la tête. Par conséquent, le sang circulera mieux et plus souvent à cet endroit. Donc si votre tête est fréquemment soumise à ce type de traitement, la pousse de vos cheveux sera affectée. Ils pousseront un peu plus vite (quelques millimètres de plus chaque mois, c'est peu, mais comme pour la pousse de cheveux, on parle en année ça peut rapidement faire la différence.)

Alors, quelles brosses faut-il ?

Déjà, à part si vous vous fichez de vos cheveux (ce que vous ne devriez pas faire), évitez les brosses premier prix à 1 ou 2 euros (on peut en avoir d'excellentes pour pas chère, mais il faut quand même y mettre le prix.)

Je vous conseille d'avoir deux brosses, une qui sert à démêler vos cheveux, et une autre qui sert à définir la forme de vos cheveux et à leur donner une constance. Notez que vous pouvez rajouter un peigne à l'ensemble si vous voulez faire des coiffures stylisées.

Pour la brosse démêlante, prenez en une avec un coussin d'air sous les dents de la brosse, ainsi, elle épousera avec facilité la forme de votre tête et vous massera un peu la tête. De plus, pour m'en servir régulièrement, je n'ai jamais eu de soucis de cassure ou de nœuds qu'on ne peut pas régler avec. La mienne m'a couté 6 euros à Gifi, et elle est vraiment super !

Faites juste attention, votre brosse doit rester propre et vous devrez la laver constamment pour éviter que des "peluches" de cheveux n'y restent accrochées. J'ai déjà dû jeter une brosse pour cette raison, car elle ne brossait plus à cause de ça. Les cheveux étaient devenus un peu collants à cause de l'humidité qu'ils prenaient à chaque fois et du fait qu'il restait toujours un peu de shampoing dessus.

C'était devenu compliqué de se brosser avec sans se faire mal, donc j'ai dû arrêter de m'en servir. Morale de l'histoire, retirez constamment les peluches de votre brosse et lavez-la tout aussi régulièrement.

Quand vous voulez vous démêler les cheveux, commencez par démêler le bas de vos cheveux puis remonter progressivement. Si vous avez le temps, faites la même mèche par mèche pour retirer tous les nœuds possible et pour ne pas casser vos cheveux.

Essayez de le faire une fois par jour minimum et si vous avez le temps, montez à deux fois ou plus (si vous faites des tresses, vous devrez par exemple devoir les démêler à nouveau quand vous les retirerez.).

Ensuite, pour la seconde brosse, vous pouvez en prendre une en poils pour démêler (elles sont efficaces, mais c'est vraiment long, donc je ne m'en sers que pour les mettre en place ou si je n'ai rien d'autre pour démêler). Je vous conseille les brosses qui sont en poils de sanglier. Elles ont de nombreux avantages, déjà, elles ont "l'effet massant" qu'on a vu tout à l'heure, elles ne casseront que très rarement vos cheveux grâce à la douceur des poils, elles ne les abimeront pas. Pour résumer, les brosses classiques peuvent créer un peu d'électricité statique quand on les passe sur nos cheveux. Les poils de la brosse (en sanglier) et le manche (en bois le plus souvent) empêcheront à l'électricité statique d'abîmer vos cheveux.

De plus, elles sont vraiment pratiques pour leur donner une forme, le matin quand je me lève est qu'ils sont dans tous les sens, en deux minutes et quelques coups de brosse, je suis présentable et je peux déjà sortir.

Après avoir acheté votre brosse, que prendre ?

On a parlé tout à l'heure des élastiques, en expliquant qu'ils étaient utiles, mais qu'on devait éviter ceux avec un anneau en métal dessus, car les cheveux se coincent dedans. Donc, prenez-en sans fil de fer ou sans attache en fer dessus.

Ensuite, vous pouvez acheter des shampoings de qualités, la marque Yves Rocher est vraiment bonne (bien que trop chère parfois). Mais avec, vous trouverez beaucoup de bénéfices, ils renforcent vos cheveux, les protégeront, les nourriront, les récupéreront, leur enlèveront leurs pellicules, etc. La liste est encore longue. Essayez de ne vous laver les cheveux qu'une ou deux fois par semaine pour ne pas les abîmer trop souvent.

Pour arriver à ce rythme, je vous conseille de réduire progressivement, si vous vous lavez les cheveux une fois par jour, de commencer à descendre à un jour sur deux pendant quelques semaines. Une fois que vos cheveux se seront habitués, vous pourrez descendre à une fois tous les trois jours, puis à une fois tous les quatre jours. Personnellement, je les lave une fois le mercredi avec un shampoing et un après-shampoing et une fois le dimanche avant de démarrer la semaine.

Pourquoi deux fois par semaine ?

Car un shampoing, même doux, va agresser vos cheveux et les abimer. De plus, plus vous les lavez et plus ils seront sales (contre intuitif, mais votre cuir chevelu créera plus de sébum, puisque vous retirerez cette couche plus souvent.) Donc, espacer vos shampoings le plus possible pour préserver vos cheveux. Le conseil donné, c'est de les laver une à deux fois par semaines avec un shampoing et un après-shampoing.

Quand vous les lavez, pensez bien à ne pas le faire à l'eau chaude et si vous le pouvez, penchez la tête en avant pour les laver de haut en bas et laisser le shampoing couler. Vous éviterez ainsi les dépôts intempestifs qui font que nos cheveux vont colleront et s'abimeront. Vous pouvez aussi rajouter des soins à faire sur vos cheveux comme l'huile de ricin ou l'huile de coco qui amélioreront la qualité de vos cheveux.

Pour vous en servir, rien de plus simple, la veille du jour où vous laverez vos cheveux (le mardi et le samedi dans mon cas) mettez un peu de produit de la pointe à la racine du cheveu. Et ensuite, laissez reposer sur votre tête (on retire le produit aux prochains lavages). Le seul inconvénient, si on se douche le soir, c'est que le cheveu paraîtra un peu sale à cause du produit. Si vous le pouvez, mettez le sur votre tête avant de dormir (ou le soir) et retirez-le, dès le lendemain matin.

Avec tout ça vous devriez avoir des cheveux de bonnes qualités, n'oubliez juste pas de les laver à l'eau tiède voir froide. L'eau froide resserra le cheveu, ce qui le rendra moins cassant et plus brillant

Ce qui pourrait abîmer vos cheveux.

Pour prendre le miroir de ce qu'on a déjà dit, déjà le fait de ne pas se brosser les cheveux et de laisser les nœuds s'installer. Ensuite, vous avez le fait de brosser vos cheveux, mais doucement et de bas en haut de sorte qu'à chaque nœud, les cheveux ne se cassent pas. Si en plus, vous le faites avec une brosse premier prix, vos cheveux finiront fourchus, ternes et cassés. (ce qui n'est pas le but recherché).

Ensuite, vous abimerez vos cheveux si vous les lavez trop souvent ou que vous les exposez souvent à la chaleur. Donc si vous avez un lisseur, ne vous en servez que pour les grandes occasions, car il brûlera vos cheveux et les abîmera. Ensuite, quand vous les lavez, ne le faites pas à l'eau trop chaude.

Le fait de ne jamais les couper peut aussi les abîmer. Du moins l'aspect général de vos cheveux semblera abîmer. On peut aussi citer le fait de les garder enfermés quand ils sècheront à cause de ça ils sentiront l'eau stagnante et le renfermer.

C'est à peu près tout pour les cheveux, si vous suivez la plupart des conseils, ils devraient être beaux et en bonne santé, n'oubliez juste pas d'aller régulièrement chez le coiffeur (une fois par an minimum.)

Pour les questions qu'on peut se poser sur les cheveux, il y a en beaucoup. Par conséquent. Nous en avons sélectionné quelques-unes.

En partant d'un rasage à blanc, au bout de combien de temps, je peux avoir une coupe acceptable ?

Déjà, il faut savoir que la pousse des cheveux dure longtemps. À titre personnel, je les laisse pousser depuis ma première année de lycée. Donc, je suis actuellement à quatre ans et demi de pousse. Au bout d'un an, j'ai pu retirer les bonnets et les casquettes pour enfin attacher mes cheveux. C'est toujours la première année qui est la plus dure. Après, quand nos cheveux nous gênent, on peut les attacher, faire de nouvelles coupes ou les brosser pour ne plus être gêné. Mais au cours de la première année, c'est vraiment long et gênant. Après, ce n'est plus que du bonheur avec ! Le tout c'est de penser à autre chose et de ne pas regarder constamment la longueur de ses cheveux. Une fois que vous pourrez les attacher vous verrez que déjà ça va mieux.

Qu'est-ce que je peux faire en attendant pour cacher la coupe ?

Au début, on peut mettre beaucoup de choses, un bonnet (mais pas tous les jours, une casquette (pas tous les jours non plus il faut laisser respirer sinon ils s'abimeront). Vous pouvez aussi les coiffer en arrière au début à la "Nekfeu" et mettre du gel pour qu'ils ne vous retombent pas dans les yeux (à moins que vous aimiez le rendu que ça peut avoir).

Avoir les cheveux longs, c'est avoir la possibilité d'avoir une coupe différente chaque jour, donc tester et regarder ce qui vous rend bien sur vous et ce qui vous plaît.

Au bout de combien de temps, je pourrai les attacher ?

Si on en prend soin, qu'on rase à blanc au départ et qu'on ne les coupe pas au bout de neuf mois, on peut les tirer en arrière pour faire une mini queue de cheval (vraiment petite par contre quelques millimètres tout au plus). Au bout d'un an, on commence à pouvoir les attacher. En moyenne, les cheveux poussent d'un centimètre en moyenne par mois. Ainsi après 1 an, vous serez à 12 ou 13 centimètres de cheveux en moyenne, normalement, c'est suffisant pour les attacher si vous avez une petite tête.

Comment avoir une coupe plus féminine ?

Vous pouvez faire des tresses, vous faire une frange (sur le front ou alors simplement sur les côtés (frange rideau). Ensuite et comme on l'a dit plus tôt vous pouvez rajouter une dizaine d'accessoires dans vos cheveux pour leur donner un côté plus féminin. Et en recherchant dans Google, vous aurez beaucoup d'idées de coupes de cheveux ou de façons de les placer qui pourront vous aider.

C'est donc sur ces questions que se clôt la partie conseils sur les cheveux !

Le sport

Le sport

Commençons par le sport, quand vous êtes une sissy, ce que vous recherchez, c'est une silhouette dite féminine, à savoir fine au-dessus, large au niveau des hanches et fine en dessous. Une silhouette en A.

Donc si vous voulez avoir une silhouette féminine, vous allez devoir travailler les muscles du bas. Ainsi les abdominaux pour avoir un ventre plat, les fesses pour avoir des hanches larges, et les jambes pour qu'elle soit athlétique et pour compléter l'ensemble.

Vous devriez travailler le haut du corps pour qu'il n'y ait pas de difformité, mais vous ne devez pas faire de gros travaux dessus. Il s'agit là juste de vous donner une silhouette athlétique de haut en bas.

Comme une sissy a une vie en dehors de sa féminisation, nous avons choisi de vous présenter un programme de sport qui ne dure que dix minutes par jour pour ne pas surcharger vos journées.

Exemples de programmes de sport

-2 minutes d'échauffement pour travailler le cardio avec soi, avec une corde à sauter, ou bien avec des jumpings jack ou encore si vous voulez travailler le haut de votre corps avec des burpes. (saut, on va au sol, on fait une pompe et on ressaute). Au cours de l'échauffement, vous travaillerez votre cardio et les muscles de vos jambes, en plus des pectoraux et des épaules pendant les burpes.

Une fois l'échauffement fait, vous ferez 4 fois ces exercices avec 30 secondes de pause entre chaque.

-20 squat.

-20 secondes de gainage.

-20 "essuie-glace pour entraîner vos abdos encore. Cet exercice donnera surtout à vos abdos une forme de v.

-20 fentes, 10 par jambe pour entraîner vos muscles des jambes

-10 pompes.

Normalement, cela devrait vous prendre 1,30 min pour un tour complet si vous êtes déjà en forme, sinon cela vous prendra 2 min. Avec les temps de pause, on arrive à 10 ou 12 minutes.

Nous avons aussi fait des exercices qui peuvent se faire à la maison, qui ne demandent pas trop de matériel et qui ne sont pas traumatisants. En suivant cet entrainement, vous travaillerez vos abdos, vos fesses, vos jambes et un peu le haut de votre corps avec les pompes.

Si les exercices vous semblent trop faciles, vous pouvez augmenter le nombre de répétitions ou en ajouter de nouveau. Comme les portefeuilles pour les abdos, les pystol squat, des montées de genoux, l'exercice de la chaise ou encore des montées de jambe pour travailler les mollets.

Le tout, c'est de travailler plus les muscles du bas que ceux du haut, si vous n'aimez pas le sport, vous pouvez très bien vous promener tous les jours, cela fera travailler vos jambes et un peu le haut de votre corps.

Programme type durant une semaine et conseils nutrition

On la vu tout à l'heure, mais il existe de nombreux exercices pour développer des parties du corps pour qu'elles deviennent plus féminines. Mais on n'a pas vraiment abordé le sujet de la nourriture qui est pourtant essentiel. L'alimentation, c'est 50 % des résultats d'une transformation physique.

Vous avez plusieurs cas de figure possibles, le premier, vous êtes trop maigre donc vous n'avez pas assez de formes. Dans ce cas de figure, vous pouvez prendre du poids, pour ça, rien de plus simple, vous devez manger plus de calories que vous n'en consommerez. Imaginons qu'au quotidien, vous utilisez 2000 calories pour effectuer vos activités, alors votre corps aura besoin de les puiser pour faire ce que vous lui demandez de faire. Il va les puisez dans votre organisme là où vous stocker des calories.

Quand vous vous nourrissez, votre corps va récupérer des calories et les stocker pour les utiliser plus tard, pour prendre du poids et gagner des formes. Je vous conseille de manger de la viande (blanche de préférence pour le développement des muscles) et d'augmenter petit à petit les quantités que vous mangez. En parallèle de ça, faites du sport et ciblez au maximum les zones que vous voulez voir se développer. Sans hormones qui répartissent les graisses vous n'aurez pas de résultats exceptionnels, mais vous pourrez avoir un joli résultat qui vous rendra beaucoup plus féminine.

Si vous voulez maintenir votre poids, la logique reste la même, vous allez devoir consommer autant que ce que vous dépenserez et vous muscler les zones que vous voulez voir changer au quotidien.

Si vous voulez vous maintenir, mais que vous êtes comme moi, je vous conseille d'arrêter les sucres rapides, essayer si vous le pouvez d'arrêter les sodas, les bonbons et ce genre de nourriture. Car si vous arrêtez le sport ou de faire une activité, la balance calories consommée utilisée penchera vraiment très vite, donc faites attentions.

Enfin si vous voulez perdre du poids, il faudra que vous liiez sport et régime. Vous devrez dépenser plus au quotidien que ce que vous consommerez. Vous devrez aussi en même temps faire du sport. Il vous permettra de perdre du poids, mais aussi de développer des muscles qui féminisent votre silhouette.

Évidemment, dans les trois cas de figure, c'est plus difficile à dire qu'à faire, mais nous allons encore vous donner quelques conseils pour vous aider au maximum.

Si vous cherchez à perdre du poids, vous pouvez faire un jeûne intermittent (c'est ce que je fais chaque jour). Il s'agit de supprimer volontairement un repas chaque jour, évidemment avant de tester, renseignez-vous au maximum et jugez en toute connaissance de cause si vous pouvez le faire ou non. Mais je sais qu'au quotidien, c'est quelques choses qui m'aident à me maintenir au niveau poids et qui m'est très utile. Au lieu de trois repas, vous en ferez deux légèrement plus conséquent (mais pas trop non plus sinon le fait de ne pas manger sur un repas ne servira à rien.) Vous pouvez aussi l'adapter à votre mode de vie.

Si je prends mon exemple, je vais beaucoup travailler le matin, donc pour optimiser mon temps, je ne déjeune plus. Par contre, le soir et le midi, je vais manger. D'autres préféreront ne pas manger le midi ou le soir, c'est à vous de voir là ou vous êtes le plus à l'aise.

Sinon, vous pouvez aussi remplacer des aliments qui vous apportent beaucoup de calories par des aliments coupe-faim. Comme la pomme par exemple, elle ne nourrit clairement pas assez, pour autant grâce à sa composition et à sa texture quand on la mange, on a une sensation de satiété.

Dans les deux autres cas de figures, beaucoup de recettes sont disponibles en ligne, mais pour prendre un exemple, le thon est vraiment un super aliment pour prendre du poids (surtout musculairement).

Voyons donc ensemble une série de séances de sport que vous pouvez faire sur une semaine. Vous n'aurez plus qu'à les adapter à votre niveau et/ou à juste vous en inspirer.

Jour 1, si vous venez de vous remettre au sport, je vous conseille de commencer petit. Le premier jour, faites seulement 20 squats en moins d' 1,30 min.

Les squats vous permettront de faire travailler vos fesses et vos jambes. C'est l'un des meilleurs exercices que vous pouvez faire. Ainsi si vous ne voulez pas trop faire de séance de sport au quotidien, faites au moins une session par jour d'une dizaine de squats ça vous permettra de faire du sport et de vous muscler un peu.

Si vous êtes déjà un peu dans le sport, au cours de cette séance, vous pouvez rajouter des pompes 2×20 pompes, des squats (au lieu d'en faire 20 vous en ferez 3×20) et des abdos 3×15 répétitions. Normalement, si vous vous échauffez, vous pouvez faire le tout en 10 minutes par jour en moyenne.

Jour 2, on va un peu augmenter la difficulté, la séance se présentera sous la forme suivante :

2 minutes de gainages (à faire en 30'x4 pour les débutants ou d'une traite pour les sportifs)

Une fois faites, prenez 1 à 2 minutes de repos, puis enchaînez par des portefeuilles (2×10 si vous n'êtes pas sportif et 2×30 si vous l'êtes.). Pour les portefeuilles, vous allez vous assoir par terre, vous mettre en équilibre sur vos fesses et ramener vos jambes vers votre poitrine. Le haut de votre corps ne doit pas se déplacer énormément, c'est aux bas de votre corps de le rejoindre, évidemment, vos jambes ne doivent pas toucher le sol (la seule partie de votre corps au sol sera vos fesses).

Ensuite si vous en voulez encore, vous ferez 2×15 essuie-glace.

Vous vous mettez au sol avec les fesses et le dos contre le sol et avec vos mains en vous tournant d'un côté et de l'autre. Vous allez essayer d'atteindre vos chevilles tout en gardant le haut de votre corps au sol (le mouvement cyclique fait penser à celui d'un essuie-glace qui va de droite à gauche, d'où le nom de l'exercice).

Jour 3, vous ferez une séance de cardio.

Selon les médecins, il est important de consacrer un tiers du temps lié à votre activité physique à faire travailler de manière intensive votre cœur. Ils ont découvert ça à cause des bodybuildeurs qui dans les années 60/70 décidaient tous pour la plupart d'arrêt cardiaque. L'argument du dopage est à prendre en compte certes, mais si on y regarde quand même, le constat reste le même. Ces gens avec un physique de dinosaure se retrouvaient tous affublés du même cœur que celui d'un hamster, car lui n'était pratiquement pas entraîné. Donc, ils finissaient toujours invariablement par lâcher.

Évidemment, je pense que personne ne lira ce livre en se disant "hum je veux le même physique qu'Arnold Schwarzenegger à son maximum. Néanmoins, cette anecdote nous montre qu'entrainer son cœur reste primordial pour rester en bonne santé et pour vivre plus longtemps (le sport seul ne suffit pas, il faut entraîner tout le corps).

Pour respecter ce principe, vous entraînerez votre cœur (assurément, le but, c'est de s'arranger pour aussi faire travailler des muscles qui nous intéressent).

Donc, vous ferez :

2×20 squats sautés

Pour expliquer le terme, vous faites un squat classique, mais au lieu de vous relever de manière lente comme à l'accoutumé, cette fois, vous le ferez vite de manière volontaire et une fois que vous serez à la moitié du geste, vous sauterez pour vous remettre totalement debout.

Le but sera de les finir en moins d'1,30 min pour vous forcer à les faire le plus vite possible (sans pour autant que vous fassiez mal le mouvement évidemment.).

Ensuite, si vous en avez une, vous partez pour 2 à 5 minutes de corde à sauter suivant votre forme et votre état.

Si vous n'en avez pas, vous ferez entre 20 et 50 burpees réparties soit en 2×10 soit en 25×2.

Par contre, si vous n'avez pas de corde à sauter (ce que je

peux comprendre en soit) essayez dès que vous pouvez d'en acheter une. C'est l'un des meilleurs exercices qui soit, il fera énormément travailler votre cœur et il vous fera gagner beaucoup de temps, 15 minutes de cordes à sauter équivaudrait à 30 minutes de course à pied environ.

Jour 4, lui sera destiné au repos.

Tout comme il est important de faire travailler le cœur, c'est aussi important de pouvoir se reposer.

Pour résumer grossièrement, un muscle au cours d'une activité physique vos muscles vont s'arracher et se détruire (via des micro lésions). Par la suite, vos muscles vont se réparer et se renforcer aux passages (d'où le fait qu'il faut régulièrement augmenter l'intensité de l'exercice par exemple) pour ne plus s'abîmer à nouveau. En se réparant ils vont donc grossir un peu.

On constate bien ici, que si vous faites du sport tous les jours, vos muscles n'ont jamais vraiment le temps de se réparer. Alors, vous finirez par vous blesser à un moment ou à un autre et ainsi à devoir prendre du repos forcé.

En conséquence, n'entraînez jamais les mêmes muscles deux jours d'affilés et chaque semaine, prenez au moins 1 à 2 jours de repos pour ne pas vous blesser.

Jour 5. Ce jour-là, vous travaillerez les fesses.

Programme facile 20 fentes avant pour chaque pied et on répète l'exercice. (pour le repos, c'est vous qui voyez)

Programme avancé, 40 fentes par jambes deux fois donc (2×40 rep) avec une minute de repos 40×2 extensions arrière.

On peut finir par soit des squats 2×10 si vous ne vous êtes pas encore lassée, soit par des hip trust qui feront travailler vos abdos et vos fesses.

Pas besoin d'expliquer plus cette séance, elle devrait vous prendre dix minutes comme les autres et vous ferez prendre du muscle au niveau des fesses et des jambes.

Jour 6, on essayera d'entrainer un peu le haut du corps. Ici le but ne sera pas d'avoir d'énormes pectoraux saillants, mais surtout de ne pas créer de déséquilibre trop grand entre le bas de votre corps et le haut de votre corps qui pourrait vous handicaper au quotidien.

Donc la séance s'organisera comme ceci :

20 pompes pour les non-sportifs. Faites-en 2×10.

50 pour les sportifs en 2×20 et 1×10.

Vous conclurez par 30 abdominaux, une minute de gainage ou 30 secondes de chaise.

Jour 7, la dernière séance de la semaine.

Soit, vous continuez à faire des séances classiques, soit vous profitez de ce genre pour faire une autre forme de sport.

Par exemple, depuis le début de la semaine, vous avez fait des séances qui sont dites de poids de corps. Car c'est le poids de votre corps qui exercera une contrainte sur vos muscles (la ou dans une salle de musculation par exemple, c'est le poids des machines qui exercera une contrainte sur votre corps).

Durant cette journée, vous pourrez essayer de courir, d'aller à la natation travailler l'intégralité de votre corps et votre cœur en plus de votre souffle.

Vous pouvez prendre le temps de marcher et d'aller faire une grande promenade (10 km de balade en ville, à la campagne ou en forêt par exemple).

Beaucoup de choix s'offrent à vous.

Sinon, vous pouvez profiter de votre dimanche pour vous reposer ou pour faire une activité sportive à plusieurs.

Sinon pour ceux qui veulent là encore le même type de séance que j'ai déjà donné alors la voici.

Elle sera un résumé de toutes celles que vous avez déjà faites.

Vous commencerez par vous échauffer (car elle sera plus longue que les autres).

Vous commencerez avec 20 pompes.

Puis 20 portefeuilles

20 essuie-glace

20 squats

et vous finirez par 20 jumpings jack.

Pour bien faire travailler vos muscles, vous ferez le programme au minimum une fois et pour le maximum, vous arrêterez quand vous n'arriverez plus à faire les exercices. Donc, vous pouvez faire 10 tours tout comme vous pouvez en faire 2.

Essayez juste d'augmenter un peu chaque semaine le nombre de tours que vous ferez.

Les témoignages

Les témoignages de nos sissies

Le premier témoignage nous vient d'une sissy qui a 26 ans et qui a réellement commencé à devenir une pute à l'âge de 16 ans.

"Ma féminisation a commencé dès l'âge de huit ans quand j'ai été surpris par ma belle-mère alors que je faisais mes ongles. Dès lors, j'ai développé une attirance pour les talons, les faux ongles et tout ce qui me permettrait de ressembler à une Barbie pute.

Après avoir tenté de cacher au fond de moi ses envies, j'ai dû l'assumer le jour où mon ex m'a dit que mon pénis ne servait à rien et qu'il faudrait mieux le couper. Elle m'a alors largué pour un mâle alpha, et moi, j'ai pris le chemin de la lopette féminisé et soumise.

J'ai d'abord investi dans du maquillage, des chaussures, des perruques et des tenues de putes. Après cela, j'ai abandonné mon hétérosexualité pour devenir un vulgaire vide couilles pour mâle dominant. Je sens au fond de moi que c'est ma véritable place. Désormais, j'ai pour projet de vivre à demeure avec ma maîtresse et son Mâle Alpha.

Cela permettra que j'abandonne complètement mon ancienne identité, être féminisé H24 & 7/7 pour me dévouer à temps plein à mon maître et ma maîtresse."

Second témoignage de l'une de nos sissy

"Première féminisation. Adolescent au début des années lycée, je prends connaissance de pratiques sexuelles diverses et variées via YouTube, les réseaux sociaux et des livres. Je découvre une attirance pour ces pratiques étranges et inconnues. Je me découvre un fétichisme pour les culottes, j'explore ce kink étrange avec les culottes que je trouve chez moi.

Je commence en observant puis de nombreuses culottes observées dans des placards dans le linge sale de la salle de bain, je prends une première qui ensuite petit à petit, je sens, je lèche, etc.

Ensuite arrive un moment où je mets une culotte pour la première fois, énormément de sensation et d'émotion se mélangent à ce moment, une excitation énorme contrastée par une honte. D'une humiliation accentuée par la sensation de serrage de mes parties génitales et par la culotte qui me rentrait dans les fesses. Grâce à cela, je découvre une première excitation à porter des vêtements féminins.

J'ai découvert l'association de la soumission et de la féminisation de ma première expérience virtuelle où ma maîtresse m'a fait porter des sous-vêtements féminins pour son plaisir et pour me moquer de moi. Ce fut très plaisant et très excitant d'être contraint à me féminiser dans la soumission, c'est officiellement le passage du travestissement à la féminisation et c'est l'étape supérieure.

Trouver des personnes de confiance avec un budget moindre voir inexistant est très compliqué. Il est vite aisé de tomber sur de fausses identités mal intentionnées. Donc ma féminisation, c'est fait en grande partie seule en allant acheter des vêtements en magasin tout en préparant des arguments pour justifier ses achats. Sortir travesti sous le sweat et le jean ce qui donne un côté excitant et humiliant à moindre échelle qu'en relation avec des dominatrices ce qui m'a amené à rechercher des dominatrices. Qui ont plus ou moins apporté à ma féminisation jusqu'à la première cage de chasteté."

Témoignages d'une sissy de Twitter

J'ai commencé à faire une surprise à ma maîtresse qui aime beaucoup les femboy. Au début, j'étais un simple soumis qui faisait le ménage.

Et un jour, je lui ai dit que je serais d'accord pour tenter la féminisation sur un coup de tête. J'ai la chance de ne pas être très poilu, ainsi le jour même, j'ai réussi à m'épiler quasi intégralement. Surtout les jambes et ma barbe de très près.

J'avais expliqué à ma maîtresse que si je testais la féminisation, je voulais tout de suite y aller à fond. Donc le lendemain, chez ma Maîtresse, j'ai pu être maquillée, porter une perruque rouge et porter une tenue de son choix. Pour être honnête, j'étais vraiment stressée d'être complètement ridicules une fois cela fini. Mais une fois maquillée, elle m'a amené à la salle de bain afin que je puisse me regarder dans le miroir et malgré l'ombre de la barbe encore légèrement visible, je me suis rendu compte que j'étais plutôt crédible. Ma maîtresse aussi a adoré le résultat.

Il faut savoir aussi que nous partageons tous les deux un goût très prononcé pour le pegging et le fait d'être féminisé a étrangement changé la façon dont je me suis comportée ce soir-là. Je n'étais pas encore prête à accepter le fait à être genrée au féminin, mais je me surprenais à prendre certaines poses, que je ne prenais pas habituellement.

J'ai mis une bonne semaine à prendre toute la mesure de ce que je vivais et du fait qu'en fait, je ne m'étais jamais senti aussi bien qu'en tant que sissy. Je trouve même que cela est loin d'être humiliant ou dégradant, cela me permet d'assumer une autre part de ma personnalité.

Aujourd'hui, je continue régulièrement la féminisation et je suis même très bien occupé de mon corps.

Je fait tout ce que je peux pour entretenir une peau lisse, et je fais très attention à garder une silhouette fine. Toujours dans un souci de crédibilité, et cela s'accompagne aussi d'entraînement au quotidien pour toujours être prête à encaisser quand ma maîtresse veut profiter de ma personne.

Nos témoignages

Nos témoignages

Cela fait un an que nous avons entamé nos activités en tant que domina, et on a vu passer beaucoup de monde. Chaque fois qu'on a procédé à la féminisation de l'une de nos soumises, on a eu le plaisir et la joie de l'accompagner dans sa transformation, et de voir une nouvelle sissy éclore. Ce qui est toujours beau à voir et à vivre. On prend toujours beaucoup de plaisir à les accompagner et à les guider, en les aidant à trouver leurs habits et leurs styles. En les aidant aussi à explorer leurs sexualités et leurs fantasmes. On y prend toujours énormément de plaisir, on voit des gens mal dans leurs peaux et en quête de réponse arrive vers nous et repartir bien dans leur tête et ravies (quand elles sont reparties ^^).

On espère aussi que notre guide pourra aider beaucoup de nouvelles fleurs à éclore. Si on pouvait aider ne serait-ce qu'une sissy sur 10 grâce à ce guide, alors nous considérerions que celui-ci a rempli son office et qu'il a été utile.

Pour conclure, merci beaucoup de nous avoir lu jusqu'ici. Comme nous l'avons dit, nous espérons que ce guide réussira à vous encourager, et vous permettra de mieux vous comprendre. Notez juste que nous n'avons donné que les bases d'un sujet extrêmement vaste, et que chacune d'entre elles pourraient compléter à elle seule tout seul un guide complet pour en parler.

N'hésitez pas à creuser les sujets, à les approfondir, à mettre en pratique ce que vous avez appris et à tester. C'est tout un nouveau monde qui s'ouvre à vous si vous êtes une débutante.

C'est sur ces témoignages que se conclut la partie bonus" de notre livre. Nous espérons qu'elle vous aura été utile et que vous avez pu trouver de quoi vous aider et vous faire réfléchir ou progresser dans votre objectif de féminisation.

Profitez-en bien et merci de nous avoir lu, n'hésitez pas si vous avez des questions, à nous les poser sur notre **Twitter** (goddessayaphee_) ou sur notre serveur discord communautaire **LaCouronne**. Vous y trouverez bienveillance, conseils et pleins de femboys !

Vous pouvez également visiter notre site internet **FindomFrance** (tapez findomfrance wordpress pour nous trouver). Notre travail étant gratuit, si vous voulez nous faire un don ou votre première offrande… Ce serait avec plaisir via notre **PayPal** (disponible sur Twitter).

Maîtresse Lyanna, Maîtresse Aya. ♥

Scannez ce code

pour accéder à notre serveur discord

Scannez ce code

pour accéder à notre chaîne Tiktok

Scannez ce code

pour accéder à notre site WEB

Printed in Poland
by Amazon Fulfillment
Poland Sp. z o.o., Wrocław
04 August 2023

796a3a8c-ad9f-44f5-9f86-7bb1030c0491R01